r Robert PROUST

—◇—

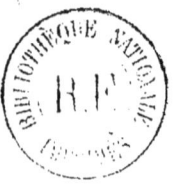

TECHNIQUE

DE LA

ROSTATECTOMIE PÉRINÉALE

---

ommunication faite à la cinquième session de l'Association française
d'Urologie, Paris 1901.

CLERMONT (OISE)

IMPRIMERIE DAIX FRÈRES

3, PLACE SAINT-ANDRÉ, 3

—

1902

TECHNIQUE

DE LA

PROSTATECTOMIE PÉRINÉALE

PAR

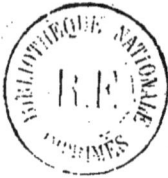

M. Robert PROUST

(DE PARIS)

Communication faite à la cinquième session de l'Association française d'Urologie, 1901.

CLERMONT (OISE)

IMPRIMERIE DAIX FRERES

3, PLACE SAINT-ANDRÉ, 3

—

1902

TECHNIQUE

DE LA

PROSTATECTOMIE PÉRINÉALE

PAR

M. Robert PROUST (de Paris)

~~~~~~~~~~

Je ne viens pas faire un plaidoyer en faveur de la prostatectomie comme traitement de l'hypertrophie de la prostate. Je l'ai fait dans ma thèse ; là, j'ai, dans la mesure du possible, fait acte de vulgarisateur en publiant les résultats obtenus en particulier par Alexander en Amérique et en faisant reproduire les dessins si frappants dont il a illustré son travail.

Heureux de voir qu'en France, le succès de la cause a répondu à mes efforts, ce m'est un grand plaisir d'applaudir aux résultats qu'on vient de vous montrer, et aujourd'hui, laissant volontairement de côté la partie clinique, je me bornerai à des considérations de pure technique opératoire.

Pour enlever méthodiquement la prostate, il est absolument nécessaire, à mon avis, de la *basculer*, de l'*abaisser*, afin de ne pas opérer profondément. Deux méthodes conduisent à ce résultat. On peut pratiquer la *section transversale de l'urètre* au bec de la glande et obtenir ainsi le renversement total de la prostate (1), on peut pra-

(1) Proust. — Thèse 1900.

tiquer l'*hémisection* postérieure, qui permet de basculer chacun des lobes ainsi limités (1). Cette dernière méthode, dans laquelle on conserve l'urètre prostatique, mérite à mon avis le nom de *prostatectomie subtotale* en opposition avec le nom de *prostatectomie totale* que porte la première. C'est seulement de la prostatectomie subtotale que je parlerai aujourd'hui.

Les recherches que je vais vous exposer sont tout à la fois des recherches relativement anciennes, et des recherches récentes. Ce qui m'autorise à vous parler de ces recherches relativement anciennes (elles remontent à plus de deux ans), c'est qu'elles redeviennent d'actualité aujourd'hui qu'elles sont ouvertement consacrées par l'expérience. Je vous demande la permission d'en refaire en quelque sorte l'historique.

Préoccupé par l'idée du traitement radical de l'hypertrophie de la prostate, j'entrepris au début de l'année 1899 avec mon excellent ami Gosset une série de recherches cadavériques pour préciser l'anatomie chirurgicale de la prostate afin de pouvoir régler son ablation.

Nous acquîmes vite la conviction que la véritable voie d'abord de la prostate était la voie périnéale : la constatation de zones décollables et avasculaires nous montrèrent que ce n'était pas une extravagance chirurgicale de poursuivre la complète ablation de la glande comme traitement de l'hypertrophie. Dans ces conditions, nous cherchâmes à compléter le procédé classique de *Dittel*.

Vous savez, Messieurs, que Dittel, après avoir complètement libéré le rectum vient le rejeter latéralement, découvrant ainsi la face postérieure des lobes prostatiques à chacun desquels il enlève une portion cunéiforme : d'où le nom de prostatectomie latérale.

C'est de là que nous sommes partis, Gosset et moi, pour régler notre procédé opératoire, mais nous fûmes amenés

(1) GOSSET et PROUST. — *Annales génito-urinaires*, janvier 1900.

à introduire deux modifications nouvelles, l'une dictée par des considérations de simple technique chirurgicale, l'autre commandée par des constatations anatomiques. Voyons la première de ces modifications.

Dittel opérait profondément, sur place, sur une prostate haut située. Nous avons cherché un procédé qui, en modifiant les conditions mécaniques de suspension de la prostate, nous permît de l'abaisser facilement.

Cet abaissement, l'ouverture méthodique de la loge prostatique et l'hémisection nous permirent de l'obtenir assez facilement. Nous complétâmes cette hémisection par l'ouverture de l'urètre, qui permet tout à la fois l'exploration digitale de la vessie, la recherche d'un lobe moyen, d'une barre prostatique, enfin la facile dissection de l'urètre sur le doigt.

L'ablation prostatique était ainsi rendue beaucoup plus aisée ; cette ablation, nous voulions la pratiquer complète, et pour cela posséder sur l'isolement de la prostate d'avec les parois latérales de la loge des notions chirurgicales qui avaient été inutiles jusqu'alors.

En effet, Dittel, coupant en plein tissu prostatique et faisant une ablation méthodique, mais partielle, n'en avait pas besoin. De même, les auteurs qui, incisant la capsule propre de la prostate, viennent enlever la glande par segmentation, torsion et arrachements successifs, et peuvent même négliger, grâce à cette méhode, l'hémostase des vaisseaux qui nourrissaient une prostate ainsi morcelée.

Pour nous, voulant enlever la glande dans son ensemble, dans son intégrité anatomique, de façon à voir et à pincer méthodiquement les vaisseaux au niveau de leur point d'arrivée, de manière à pouvoir péduliser les vésicules séminales et les canaux déférents, ces notions devenaient indispensables.

Est-il possible de pratiquer une dissection de la prostate, de la séparer des organes voisins sans détruire de trop nombreuses connexions vasculaires et en particulier sans léser les fameux plexus péri-prostatiques ? Nous avons vite constaté qu'à condition de serrer de très près le tissu prostatique, on ne voit même pas ces canaux veineux : on peut de même isoler le plexus de Santorini de la face antérieure de l'urètre et, dans la prostatectomie totale, j'arrive à refouler autour de la glande une véritable collerette celluleuse contenant toutes les veines. Cette possibilité d'isolement était du reste à prévoir anatomiquement.

Il est classique, en effet, de décrire les plexus périprostatiques comme engainés par deux aponévroses, dont la plus interne est appliquée contre la face latérale de la prostate, mais il était intéressant de voir combien son décollement en était aisé. Cette libération de la prostate est d'autant plus importante que les adhérences des trousseaux fibreux de la loge à la symphyse constituent un des principaux moyens de fixité de la glande ; aussi lorsqu'elle est bien pratiquée, elle facilite beaucoup l'abaissement prostatique.

La dissection de la loge prostatique, de cette capsule cellulo-fibreuse qui entoure la prostate est indispensable, aussi indispensable que l'ouverture de la capsule adipeuse pour la néphrectomie : mais je pense qu'il faut réserver le nom de prostatectomie intra-capsulaire aux procédés imités de celui de Nicoll, dans lesquels on fait une fragmentation prostatique comme on fait une néphrectomie sous-capsulaire. Je ne fais du reste que suivre la classification de mon maître Albarran, qui oppose les deux méthodes à juste titre (1). Mais où je me sépare de lui, c'est que loin de croire que notre procédé extra-capsulaire expose plus aux hémorrhagies que les procédés intracapsulaires, je crois au contraire que, permettant la li-

---

(1) ALBARRAN. — *In* Traité de chirurgie Delbet et Le Dentu. Tome IX, page 666.

gature méthodique des artères prostatiques, il en met bien plus sûrement à l'abri.

L'isolement de la prostate des parois de sa loge n'est pas suffisant naturellement pour pratiquer son ablation, puisque dans cette loge même la prostate est en connexion avec l'urètre, la vessie, les vésicules séminales et les canaux déférents. Dans quelles conditions peut-on séparer la prostate de ces différents organes ? Avec l'urètre, il y a un emboîtement, une adhérence intime, surtout au niveau du *verumontanum* : il faudra là pratiquer une séparation artificielle aux ciseaux, sculpter la paroi urétrale. Du côté de la vessie, au contraire, il existe *une zone facilement décollable et avasculaire*. L'artère vésico-prostatique en effet, avant d'arriver à la prostate, se divise en deux branches : l'une prostatique, l'autre vésicale : ce sont là deux territoires distincts, parfaitement isolés et leur séparation n'amène aucune hémorrhagie.

La région vésiculo-déférentielle enfin. C'est justement là qu'arrivent les artères nourricières de la glande, et c'est là que, par une section nette, on peut faire un pédicule qui comprend la ligature du canal déférent, la ligature de la vésicule séminale, la ligature du pédicule vasculaire.

Ainsi, Messieurs, ces considérations nous faisaient-elles entrevoir l'ablation *totale*, ou *presque totale*, de la glande (car elles s'appliquent à l'une et l'autre méthode) comme une opération rationnelle, et qui, méthodiquement pratiquée, ne pouvait laisser place à aucune éventualité d'hémorrhagie.

C'était là le principe de l'opération, voyons-en l'exécution.

Pour la section des parties molles, nous nous étions arrêtés au tracé suivant : une large incision prérectale complétée à gauche par un débridement ischio-coccygien.

L'asymétrie de l'incision était commandée par le désir de ne couper que d'un seul côté, si tant est qu'on les coupât, les nerfs sphinctériens de l'anus.

On obtient de cette façon un grand volet à base latérale droite qui permet de décoller la prostate du rectum et de refouler celui-ci en arrière. On a ainsi un large accès sur la face postérieure de la glande encadrée par les bords des deux releveurs et encore tapissée par l'aponévrose prostato-péritonéale. On effondre celle-ci, et on pratique une

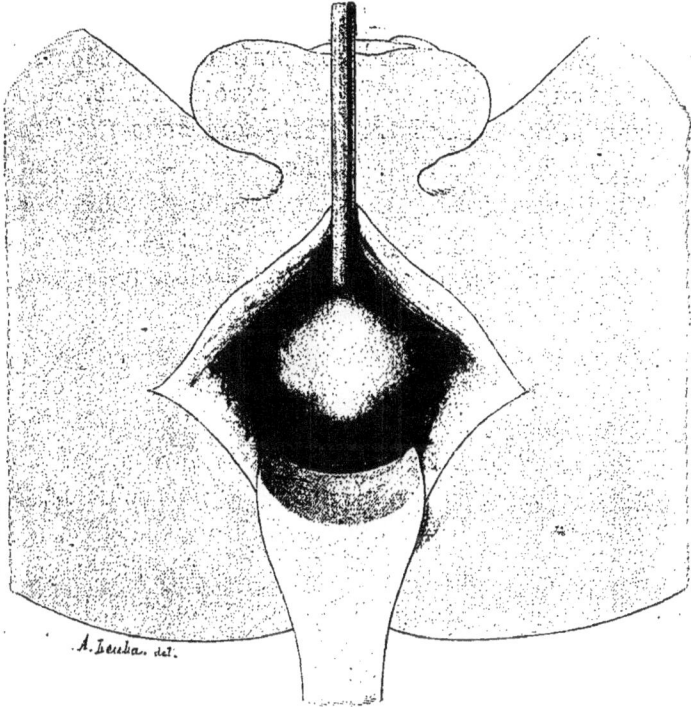

FIG. 1. — Prostate avant l'hémisection.

dissection soigneuse de la prostate : quand cet isolement un peu long est terminé, on pratique l'hémisection et l'ouverture de l'urètre depuis la vessie jusqu'au bec, sur le cathéter métallique laissé à demeure depuis le début de l'opération.

Ensuite on place à droite et à gauche, sur chaque moitié

de la glande, une pince à hystérectomie, et l'on entreprend la résection proprement dite.

L'opérateur commence par le lobe qui est à sa droite. Le long de la lèvre droite de l'ouverture urétrale, on amorce au bistouri la séparation de l'urètre et du lobe prostatique. L'aide tire sur le lobe, au moyen de la pince qui y est fixée ; l'opérateur, ayant son index gauche dans l'urè-

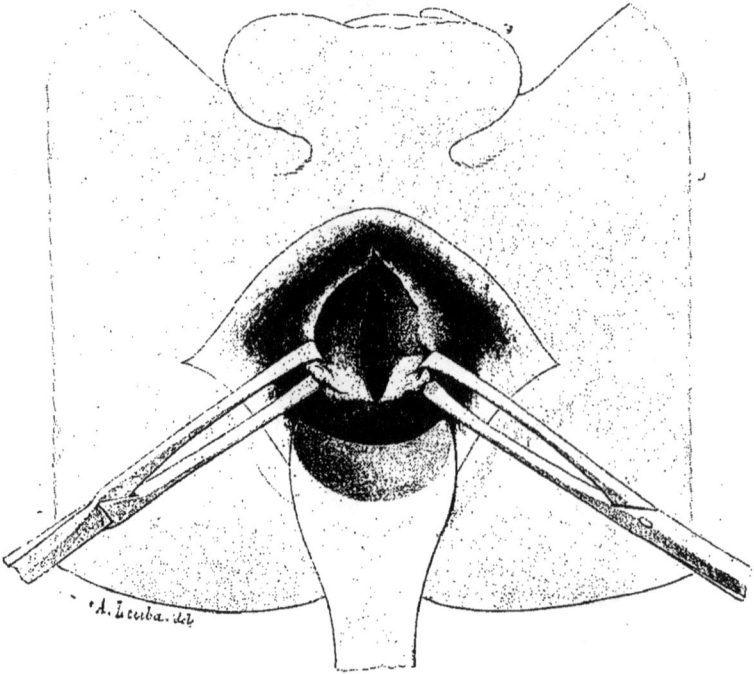

FIG. 2. — Hémisection prostatique.

tre sépare aux ciseaux, tantôt coupant, tantôt décollant ce lobe.

Bientôt la séparation devient de plus en plus facile, c'est que de la tranche urétrale on est insensiblement passé à la paroi vésicale. Le lobe pend complètement.

Reste alors à sectionner la vésicule séminale, le canal

déférent, l'artère prostatique et à poser les ligatures. On procède de même pour l'autre lobe : l'ablation est terminée.

Vous voyez qu'il y avait là, Messieurs, quelques détails opératoires importants et M. Albarran, qui a bien voulu, dans la technique qu'il emploie depuis le mois d'avril

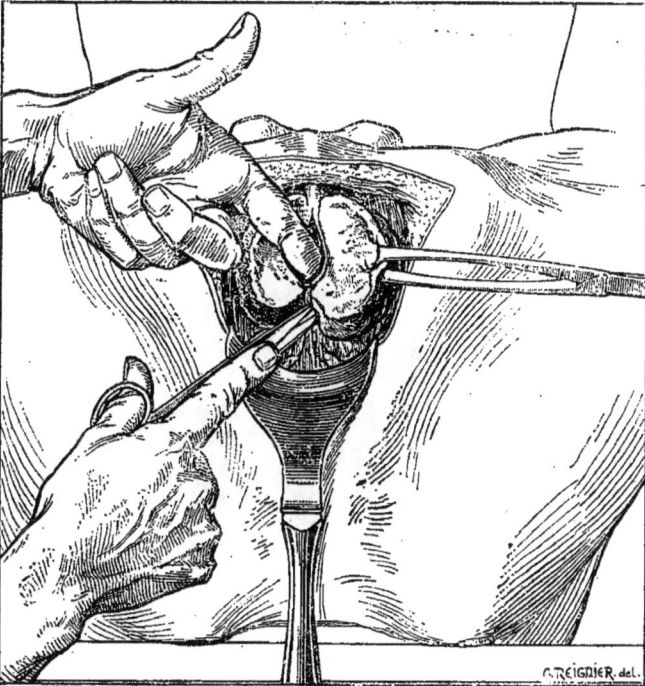

Fig. 3. — Exploration digitale de l'urètre et dissection du lobe gauche.

dernier utiliser l'hémisection, l'ouverture systématique de l'urètre, l'abaissement de la prostate au doigt, et l'exploration digitale de la vessie, a consacré ces quelques détails de sa haute autorité.

Ce n'était là, Messieurs, qu'une première ébauche que nous exposions Gosset et moi, et quoique le procédé n'eût

pas reçu d'application immédiate (1), je fus encouragé à
continuer à travailler dans cette voie par la haute appro-
bation de M. le professeur Guyon, qui dès lors entrevoyait
l'avenir de la prostatectomie dans l'hypertrophie de la
prostate et me disait qu'il trouvait rationnelle une opération qui cherchait à supprimer l'obstacle tout le long de la
traversée prostatique, non pas seulement au niveau du col

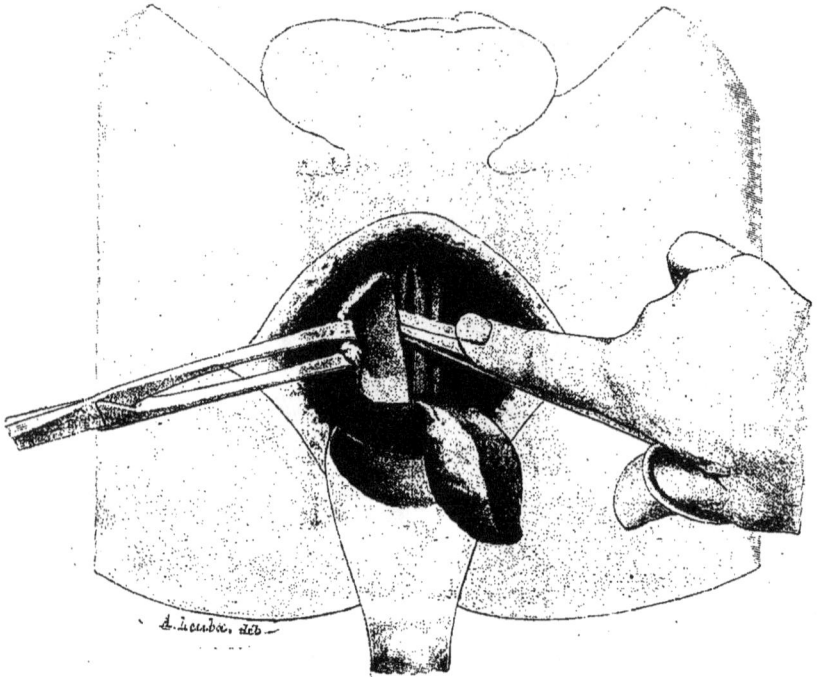

Fig. 4. — Dissection du lobe droit.

vésical, une méthode, en un mot, qui cherchait à être
canaliculaire et non pas seulement orificielle.

Je continuai donc ces recherches et je tâchai de rendre

(1) Sur le vivant tout au moins, car l'opération a été répétée devant
les élèves du cours pratique de médecine opératoire des voies uri-
naires de mai-juin 1899, et a continué naturellement à l'être aux
cours suivants.

plus parfait l'abord même de la prostate, et ensuite sa dissection.

Car si la technique précédente facilitait beaucoup l'opération, néanmoins la prostate se présentait mal et loin au fond du champ opératoire, et son isolement indispensable était délicat.

La combinaison d'une position nouvelle, d'une incision

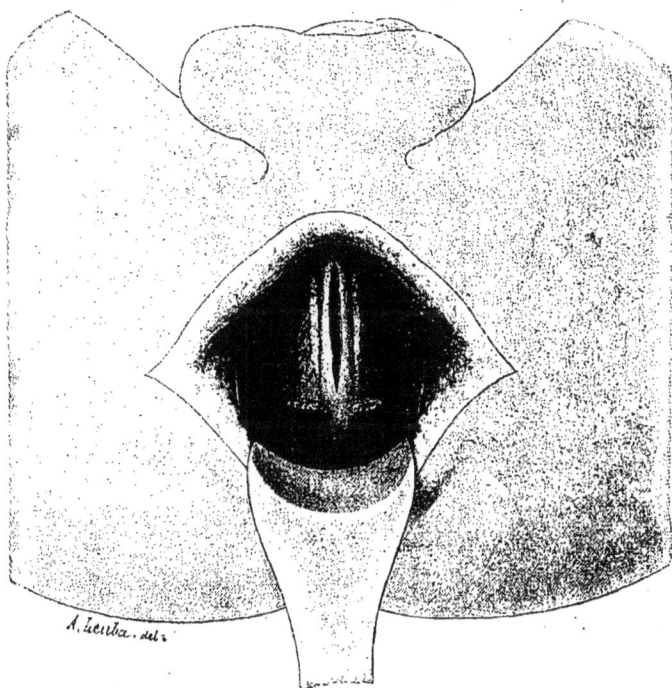

Fig. 5.— Brèche urétrale.

améliorée, quoique plus économique, d'écarteurs appropriés, donne une orientation meilleure et une étendue plus grande du champ opératoire.

L'introduction dans le canal prostatique d'un instrument particulier, *le désenclaveur prostatique*, fait saillir la glande et rend sa dissection plus aisée.

Ce sont ces deux modifications sur lesquelles je me permets d'attirer votre attention.

La prostate se présente loin et très obliquement au fond d'un champ opératoire étroit. Loin, à cause de l'épaisseur du périnée ; obliquement, parce que la prostate regarde en arrière et qu'on arrive par en bas. Ce qui fait qu'on explore facilement la prostate par le toucher rectal, c'est que le doigt est juste derrière elle. Ce qui fait qu'au cours d'une opération de Kraske, on voit si bien la prostate, — ce que me confirmait encore mon ami Escat, — c'est qu'on est derrière elle. Pour la bien voir, il faut donc l'aborder par derrière.

Il y a un autre avantage à aborder la prostate par derrière. Dans la taille prérectale simple, le champ opératoire est restreint parce qu'on évolue dans le cadre ischio-pubien : si on peut lui adjoindre le grand espace inter-ischio-coccygien, il devient considérable.

L'étude des rapports de la prostate avec le bassin osseux le démontre surabondamment.

J'ai eu la bonne fortune d'avoir entre les mains une pièce sèche de vaisseaux de la prostate préparée jadis par M. le professeur Terrier. Elle se trouve démontrer d'une manière schématique la valeur inégale des deux arrivées sur la prostate, par l'espace inter-ischio-pubien, par l'espace inter-ischio-coccygien. Je l'ai fait représenter sous ces deux aspects, mais pour frapper davantage encore, sur le dessin postérieur, j'ai fait supposer, par le dessinateur, le rectum remonté derrière la colonne sacro-coccygienne : c'est ce qu'on fait pendant l'opération. Avec une telle orientation, on a normalement sous les yeux la face postérieure de la prostate.

Est-il possible de donner à un malade une position qui expose à la fois la région périnéale et la région sacrée.

On sait quelle importance a la position dans les opérations qui se pratiquent par la voie sacrée ?

Les uns emploient la position latérale. *Morestin* (1) réalise une position excellente en plaçant un énorme coussin sous les tubérosités iliaques et en faisant rabattre les cuisses sur le ventre.

C'est à une modification encore exagérée de cette posi-

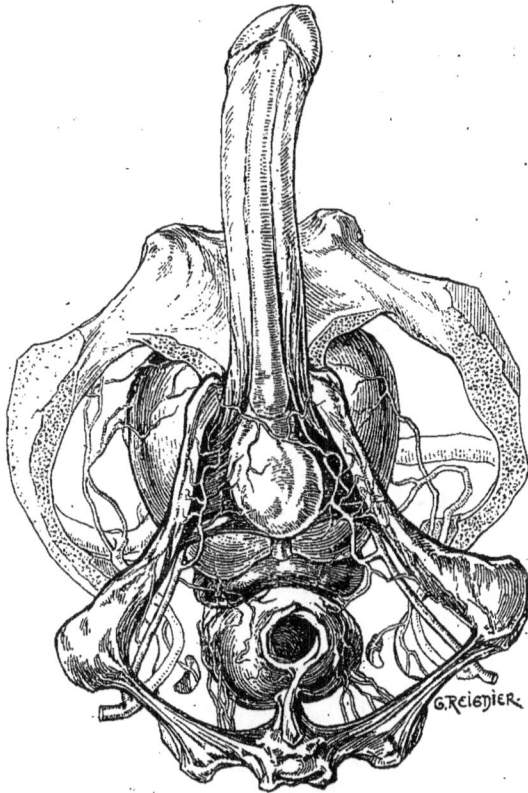

Fɪɢ. 6. — Demi-schématique d'après une pièce de vaisseaux de la Prostate. Vue inférieure.

tion que je me suis arrêté. Le bassin est placé exactement comme sur la figure que nous venons d'étudier, c'est-à-

(1) Mᴏʀᴇsᴛɪɴ. — Thèse de Paris 1894, page 210.

dire le sacrum vertical, la pointe du coccyx en haut. C'est la *position sacro-verticale.*

Le malade est placé sur un plan incliné articulé qui lui

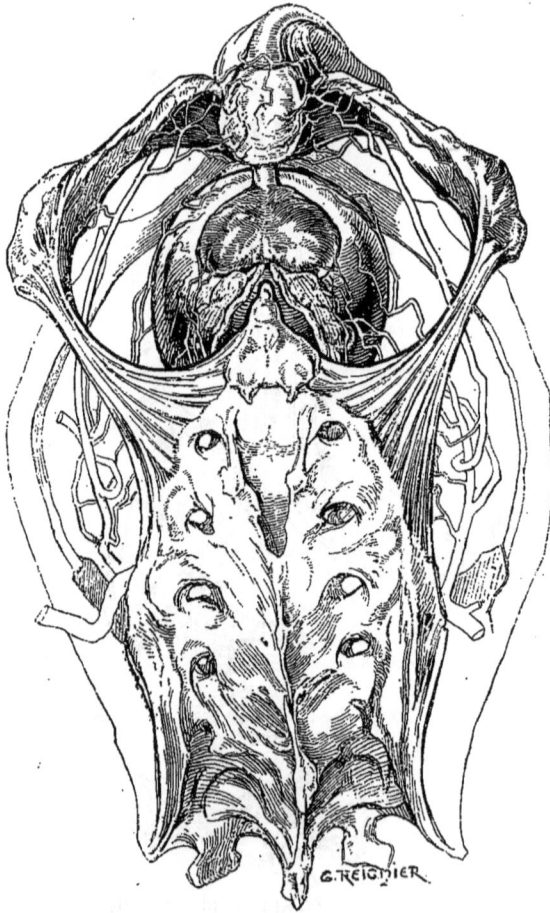

Fig. 7. — La même, vue postérieure. Le rectum est supposé récliné.

soutient le dos et la région lombaire en le repliant de telle manière que son siège en entier déborde le bord de la table ou plus exactement s'élève au-dessus de lui ; car la grande inclinaison de la colonne lombaire, oblique à plus de 45° jointe au rabattement des cuisses, relève le sacrum jusqu'à la verticale, et le périnée vient se présenter horizontalement sous les yeux de l'opérateur.

La position semble bizarre au premier abord. C'est simplement l'attitude d'un individu assis, le haut du corps penché en avant, mais individu qu'on aurait exactement retourné sur lui-même. C'est dire que dans cette position les organes fonctionnent normalement. Seule, la déclivité de la tête serait peut-être gênante. Aussi la table est disposée de manière à coucher le malade à l'horizontale avant de l'endormir. Le simple relèvement des montants latéraux le met dans la position voulue.

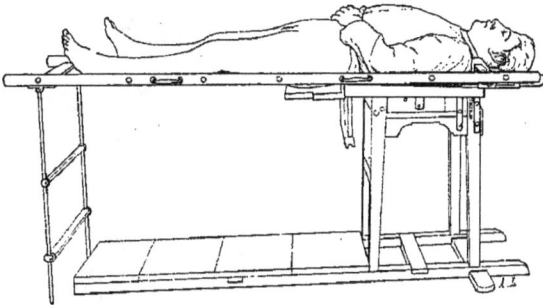

Fig. 8. — Table périnéale. Position horizontale.

Deux mots sur la situation des viscères dans cette position. Les rapports de la prostate et de l'échancrure ischiococcygienne nous sont déjà connus. Une coupe sagittale finit de nous éclairer, elle nous montre la direction de l'urètre membraneux sensiblement verticale, en un mot la disposition du périnée est exactement inversée. C'est pourquoi la position s'appelle aussi position *périnéale inversée*.

Comment profiter du jour postérieur que nous donne cette position ?

Une grande incision prérectale, recourbée sur les côtés

de l'anus, mais loin de lui, au ras des ischions, de façon à
ménager les nerfs sphintériens, va nous le permettre. Seulement, il est nécessaire de porter la lèvre de l'incision non
pas *en arrière, parallèlement au périnée*, mais profitant
des débridements latéraux directement en bas, *perpendicu-*

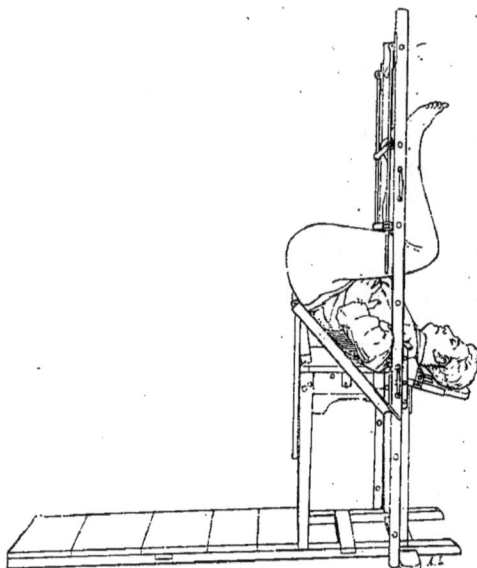

Fig. 9. — Table périnéale. Position relevée.

lairement au périnée. Dès que la valve qui abaisse ainsi le
lambeau recto-cutané comme un rideau vient rencontrer
le coccyx, toute la face postérieure de la prostate est directement sous les yeux. Déjà Veerhoogen (1), grâce à la
taille d'un lambeau postérieur, obtenait une cavité pyramydale très peu profonde ; là ce n'est plus une cavité
pyramidale. La paroi postérieure tassée par la valve disparaît complètement, ce devient une plaie béante. Mais

(1) VEERHOOGEN. Ueber den perinealen Lappenschnitt bei Prostata-Operationem. *Centralblatt f. Krankh. d. Harn u. se. Org.* Leipzig, 1896, VII.

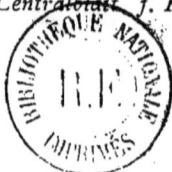

pour cela il est nécessaire d'employer une valve très
repliée sur elle-même, ayant la courbure d'une valve sus-
pubienne dont elle est la réduction ; on pourrait l'appeler
valve sus-coccygienne.

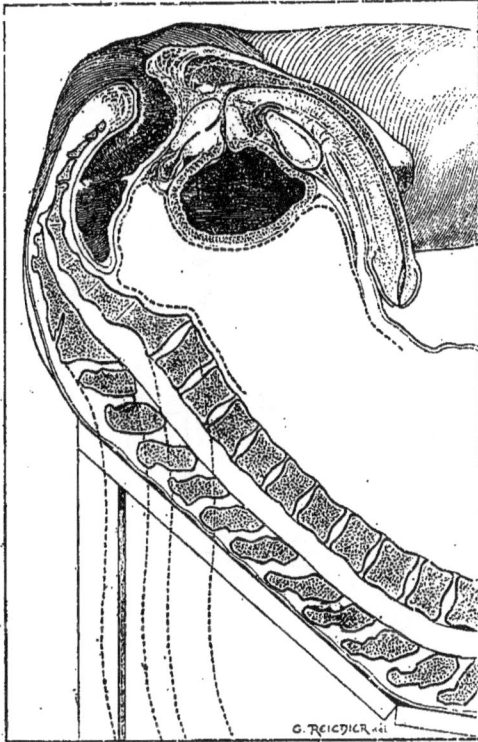

Fig. 10.— Coupe sagittale médiane d'un sujet placé dans la position
précédente.

Ce n'est pas tout : l'abord postérieur de la loge prostatique était insuffisant, cette disposition nous permet d'y
remédier. Mais l'abord du périnée antérieur reste un peu
exigu ; j'ai pensé un moment à le débrider latéralement
en passant entre le bulbo-caverneux et l'ischio-caverneux
du côté gauche. Cela donne assez de jour, et j'ai indiqué
cette incision dans ma thèse ; mais l'asymétrie de l'incision est un ennui pour la suture, et je crois qu'on peut

se passer de ce délabrement. J'ai fait construire un écarteur très puissant sur le modèle de l'écarteur de Quénu, il se termine par des mors plats, des mors de Farabeuf inclinés presque perpendiculairement l'un sur l'autre.

Cet écarteur en V déforme la lèvre antérieure de l'incision et la rapproche singulièrement de la symphyse pubienne. Quand il est bien tenu, *il tend et il soulève* ; la valve sus-coccygienne *tend et abaisse*. La plaie prend presque toute l'étendue du détroit inférieur. De plus, l'é-

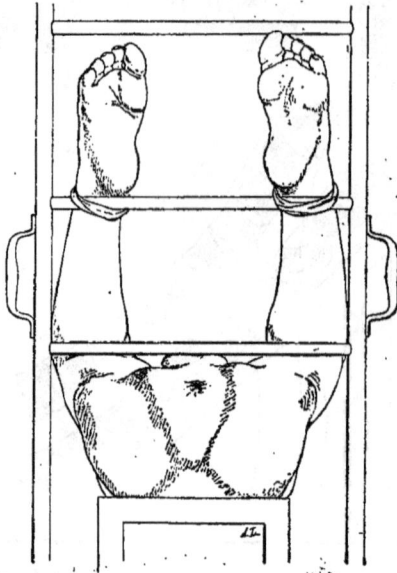

Fig. 11. — Vue postérieure d'un sujet en position sacro-verticale.

carteur antérieur en venant par-delà l'aponévrose moyenne accrocher les releveurs, sépare ce qu'on pourrait appeler la zone pariétale de la région prostatique proprement dite.

En s'éclairant ainsi, on voit dans toute son étendue la face postérieure de la prostate, ou mieux de la loge prostatique.

La facilité même avec laquelle on voit cette face nous

fait distinguer des détails sur lesquels il est bon d'insis-
ter. On a devant les yeux une sorte de rideau transversal
qui s'étend d'un releveur à l'autre, et qui tapisse si parfaitement la face postérieure de la glande, qu'à première
vue on n'en distingue pas les bords. Cette cloison plane
et régulière, c'est l'aponévrose prostato-péritonéale. Sup-
posons un ligament large dont le feuillet postérieur pas-
serait sur l'utérus sans en laisser deviner les bords. Si l'on
cherche par le toucher à reconnaître, au travers de cette
cloison, où commence, où finit la prostate, elle fuit sous
le doigt qui l'explore et devient plus profonde encore. Pour
donner un point d'appui à cette face fuyante, j'emploie

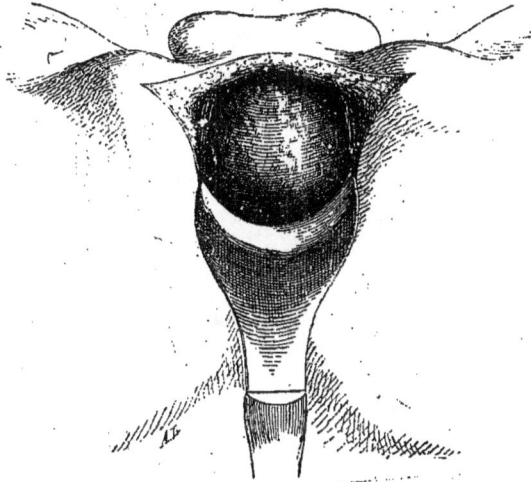

Fig. 12. — Action de la valve sus-coccygienne vue dans la position
précédente.

le désenclaveur. Introduit dans l'urètre prostatique, il vient
faire saillir la glande et permet sa dissection.

Cet instrument se compose de deux pièces, une pièce
mâle et une pièce femelle glissant l'une sur l'autre comme
les deux branches d'un brise-pierre. La pièce femelle se
termine par un bec comme un explorateur de Guyon, et

son manche porte une barre en T à trois centimètres de
son extrémité supérieure. La tige mâle se bifurque en
deux branches, à son extrémité inférieure, branches qui
s'écartent l'une de l'autre et s'écartent en même temps de
la tige femelle, pour se porter de chaque côté de son bec : ces
deux branches se terminent par de petites pointes qui fixent

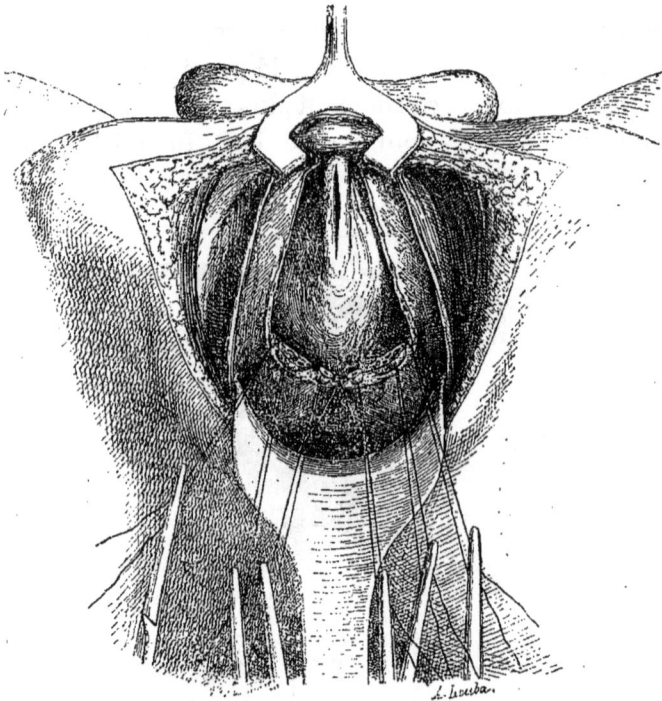

Fig. 13. — Le ligament large de la prostate. Aspect de l'aponévrose
prostato-péritonéale, une fois la prostate enlevée.

le tissu prostatique. A son extrémité supérieure, la tige
mâle se termine également par une poignée en T.

Voici comment on emploie l'instrument. On pratique
au bec même de la prostate une petite boutonnière. Par
cette boutonnière on introduit la branche femelle, la con-
cavité embrassant le pubis. Dès qu'elle a pénétré dans la

vessie, on fait tourner le manche sur lui-même de 180°
de façon à ce que le bec vienne se loger dans le bas-fond.
L'aide maintenant le manche toujours perpendiculaire au
périnée et strictement sur la ligne médiane, on introduit
la pièce mâle dans la rainure, et on la fait glisser jusqu'à
ce que les pointes qui garnissent son extrémité viennent
s'enfoncer dans le tissu prostatique.

Un déclic assure la solidarité des deux branches, et
maintenant l'appareil fait corps avec la prostate.

L'aide tenant les deux barres en T comme une poignée,
abaisse doucement et progressivement le manche de l'instrument en le repoussant en avant. Le désenclaveur tourne
autour du pubis comme axe et le bec vient faire saillir la
prostate en arrière : la cloison transversale s'est défor-
mée, on voit au milieu la prostate ; de chaque côté se dé-
tachent obliquement deux ligaments. Il faut ouvrir cette
loge ainsi tendue.

Nous avons vu tout à l'heure combien l'ouverture méthodique de la loge est importante. Mais elle est aussi dif-
ficile. Lorsqu'on incise l'aponévrose prostato-péritonéale
sur la ligne médiane, la dissection devient un temps assez
long. C'est de plus une dissection inutile car là, il n'y a
pas de veines à éviter.

Maintenant que les bords latéraux de la glande sont en
évidence, il suffit d'inciser l'aponévrose un peu en dedans
d'eux et de commencer là aisément le décollement des
parois latérales : on le poursuit soigneusement aussi en
avant que possible : lorsque la prostate est devenue bien
mobilisable, on en pratique l'hémisection sur le désenclaveur même. Pour cela on place le bistouri bien sur la
ligne médiane, à égale distance des petites branches
porte-griffes, et l'on sectionne urètre et prostate à partir
du bec jusqu'à la vessie. A ce moment, à ce moment seulement, le désenclaveur est enlevé. Je poursuis la dissection des lobes comme précédemment ; toutefois, il est un
perfectionnement que M. Auguste Reverdin a bien voulu

m'indiquer, c'est d'amorcer la séparation de l'urètre avec des ciseaux courbes coupant sur leurs deux bords, agissant et comme ciseaux et comme rugine.

Quand les lobes sont enlevés, l'ouverture latérale de la loge prostatique que le désenclaveur nous a permis de pratiquer laisse une collerette aponévrotique absolument nette et qui vient se terminer à la hauteur de chacun des pédicules.

Aussi, j'estime que ce procédé de prostatectomie subtotale bien réglé permet, en ayant un champ opératoire large et convenablement orienté, de venir posément ouvrir la loge prostatique, et grâce à cela de pouvoir, sans crainte d'hémorrhagie, pratiquer l'ablation de la prostate par hémisection : la prostatectomie totale bénéficie tout autant de ces modifications de position et d'incision, mais c'est un sujet que je ne veux pas entamer aujourd'hui, et après ces longues réflexions, je me résumerai en rappelant les principaux temps de l'acte opératoire. Ce sera comme la conclusion de tout ce que je viens de vous dire.

Position du malade en sacro-verticale. Large incision prérectale recourbée sur les côtés de l'anus, mais loin, au ras même des ischions. Séparation du bulbe et du sphincter externe. Décollement recto-prostatique au doigt.

Section des parties latérales en second lieu pendant que, du pouce et de l'index gauches, on mobilise la lèvre recto-cutanée. Dépression de ce lambeau jusqu'au niveau du coccyx au moyen de la valve sus-coccygienne. Pose de l'écarteur antérieur. Reconnaissance du bec de la prostate. Ponction et introduction du désenclaveur. Ouverture de la loge prostatique immédiatement en dedans des bords même de la prostate.

Dissection soigneuse des parois de la loge aussi en avant que possible. Hémisection sur le désenclaveur et ouverture de l'urètre. Introduction du doigt dans l'urètre, dissection du lobe gauche sur le doigt. Pédiculisation du lobe et ablation. Même manœuvre à droite. Exploration digitale de la vessie.

Voici la prostate enlevée. Il reste une plaie opératoire nette. La conduite à tenir maintenant, ce n'est pas à nous de la dicter, c'est aux opérateurs de choisir celle qui leur conviendra. Dans les cas aseptiques, une suture totale peut terminer le tout. Dans les cas septiques, la prostatectomie n'est que le premier temps du drainage périnéal. Elle agit comme l'ablation de l'utérus dans l'opération de Péan pour suppuration pelvienne « elle fait sauter la bonde ». Elle peut prendre le caractère d'une opération d'urgence chez des rétentionnistes infectés, plus efficace encore que la cystostomie sus-pubienne.

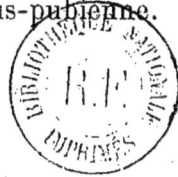

Clermont (Oise). — Imprimerie Daix frères.